我要閞 ♡ 喔

獻給世界上
每一個小勇士及家庭

Hi

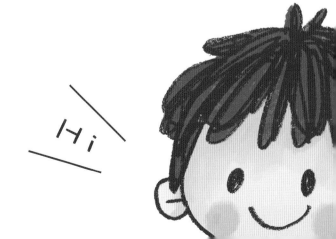

大ㄉㄚ家ㄐㄧㄚ好ㄏㄠ！！

我ㄨㄛ是ㄕ 柏ㄅㄛ宇ㄩ。

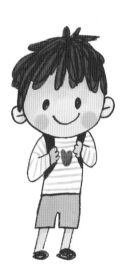

我ㄨㄛ今ㄐㄧㄣ年ㄋㄧㄢ 5 歲ㄙㄨㄟ。

是ㄕ幼ㄧㄡ兒ㄦ園ㄩㄢ的ㄉㄜ
小ㄒㄧㄠ朋ㄆㄥ友ㄧㄡ。

最ㄗㄨㄟ喜ㄒㄧ歡ㄏㄨㄢ的ㄉㄜ老ㄌㄠ師ㄕ是ㄕ周ㄓㄡ老ㄌㄠ師ㄕ， 最ㄗㄨㄟ喜ㄒㄧ歡ㄏㄨㄢ的ㄉㄜ同ㄊㄨㄥ學ㄒㄩㄝ是ㄕ小ㄒㄧㄠ彤ㄊㄨㄥ彤ㄊㄨㄥ。

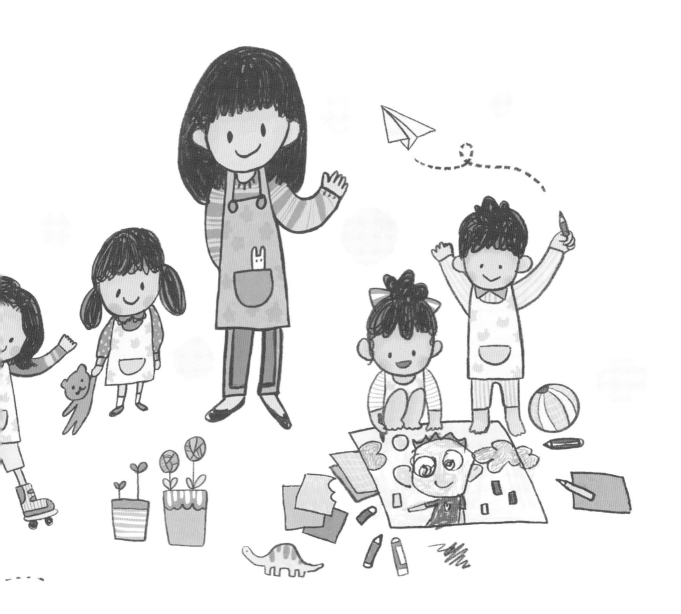

喜ˇ歡ㄏㄨㄢ美ㄇㄟˇ學ㄒㄩㄝˊ課ㄎㄜˋ、 溜ㄌㄧㄡ直ㄓˊ排ㄆㄞˊ輪ㄌㄨㄣˊ， 喜ˇ歡ㄏㄨㄢ跟ㄍㄣ同ㄊㄨㄥˊ學ㄒㄩㄝˊ一ㄧ起ㄑㄧˇ玩ㄨㄢˊ。

今天不是假日，不過我不用上學喔！

欸，我不是要出去玩啦！

那是...什麼日子呢？

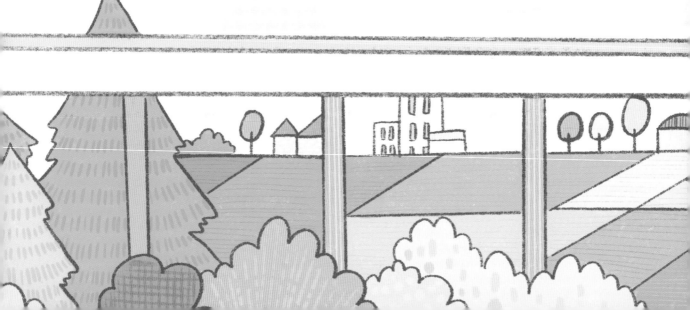

今天是回診日，

我要去 **兒童醫院**。

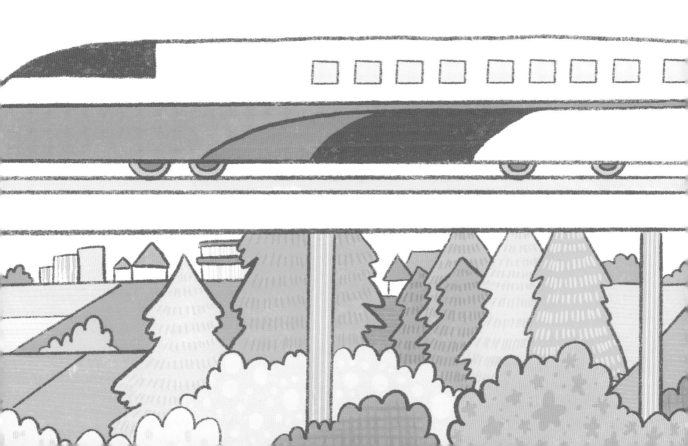

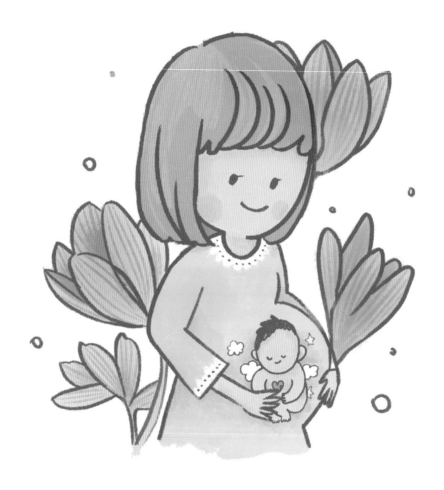

當ㄉㄤ我ㄨㄛ還ㄏㄞ在ㄗㄞ媽ㄇㄚ媽ㄇㄚ的ㄉㄜ肚ㄉㄨ子ㄗ裡ㄌㄧ時ㄕ，

醫ㄧ師ㄕ發ㄈㄚ現ㄒㄧㄢ我ㄨㄛ的ㄉㄜ心ㄒㄧㄣ臟ㄗㄤ長ㄓㄤ得ㄉㄜ不ㄅㄨ太ㄊㄞ一ㄧ樣ㄧㄤ。

他ㄊㄚ說ㄕㄨㄛ， 每ㄇㄟ1000個ㄍㄜ小ㄒㄧㄠ寶ㄅㄠ寶ㄅㄠ中ㄓㄨㄥ， 大ㄉㄚ約ㄩㄝ有ㄧㄡ8個ㄍㄜ跟ㄍㄣ我ㄨㄛ一ㄧ樣ㄧㄤ喔ㄛ！

我心想：

『是不是小精靈在製造心臟時，

偷打瞌睡呢？』

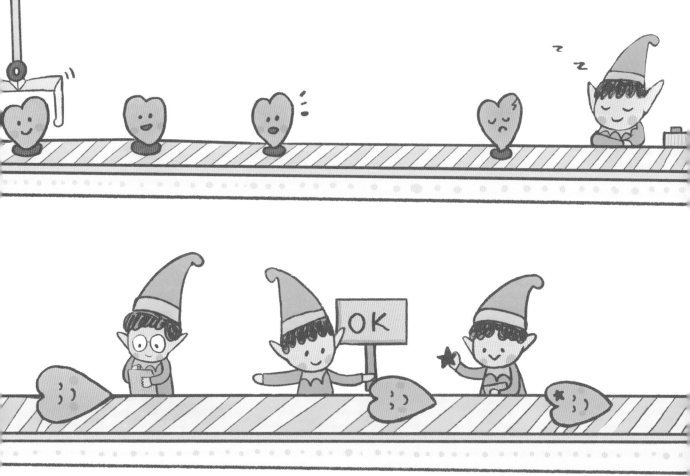

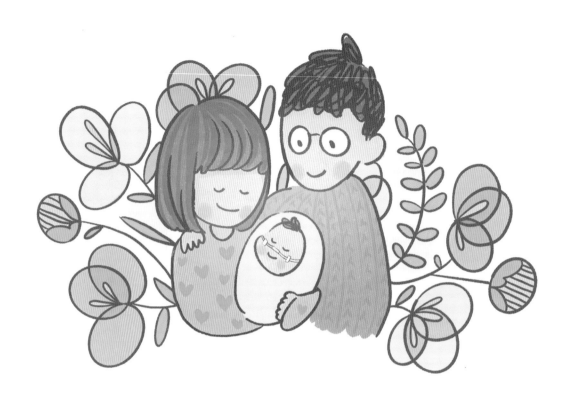

媽媽說，我出生時很小很小，
不太會自己呼吸，喝奶也氣喘吁吁。
身體內氧氣不夠，
所以嘴唇、手指會變紫色。
我的心臟診斷是法洛氏四重症（TOF）。

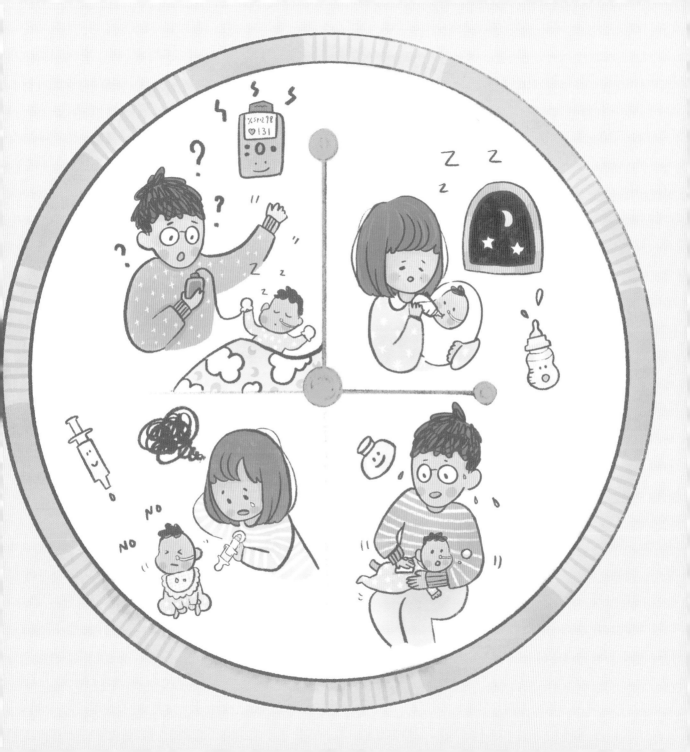

幸好，

家人幫我找到很棒的小兒心臟醫療團隊，

有醫師阿伯幫我開刀，我才能平安健康長大。

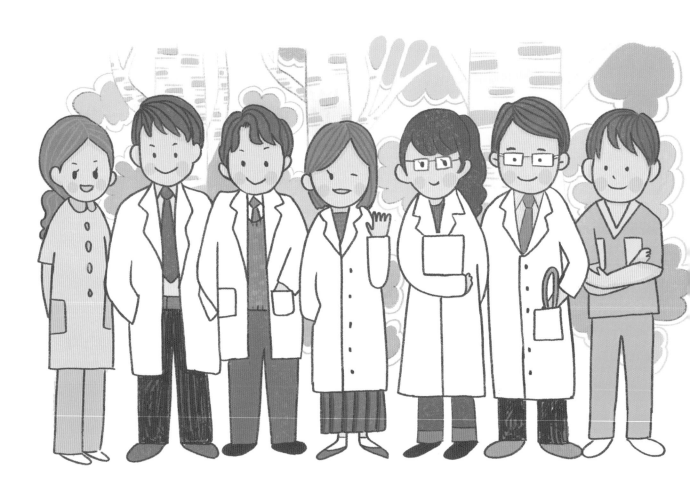

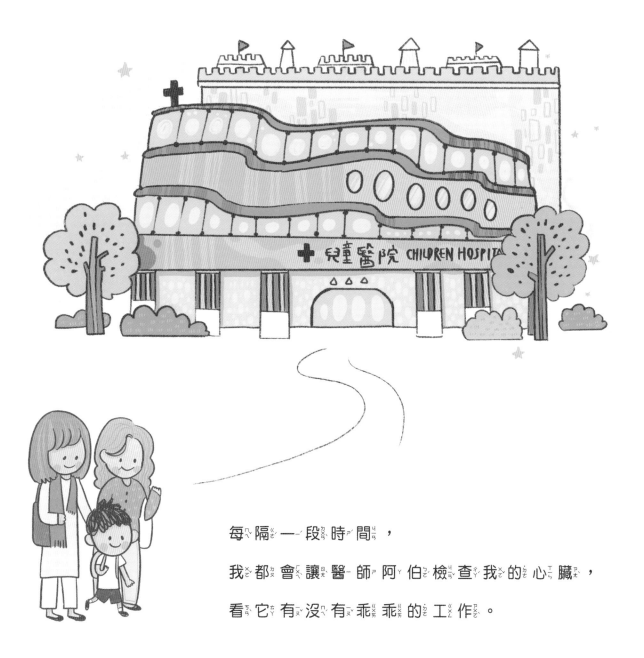

每隔一段時間，
我都會讓醫師阿伯檢查我的心臟，
看它有沒有乖乖的工作。

做檢查很像
在闖關！

第一關，芝麻開門，
厚重的門打開，
穿著裝備拍張照，

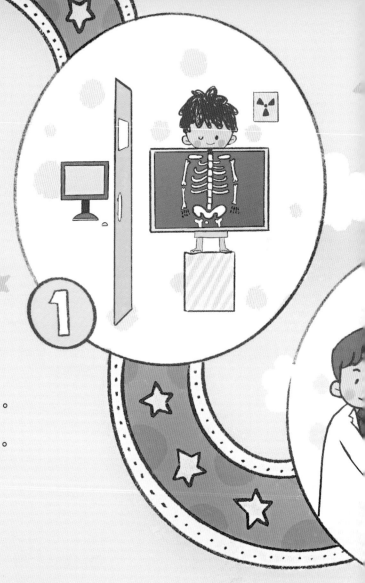

3、2、1....
來不及比 Yeah 就拍好了。
原來這是在拍胸腔 X 光。

第二關，躺在床上，
在胸口塗上冰冰涼涼的果凍，
這是在照心臟超音波。

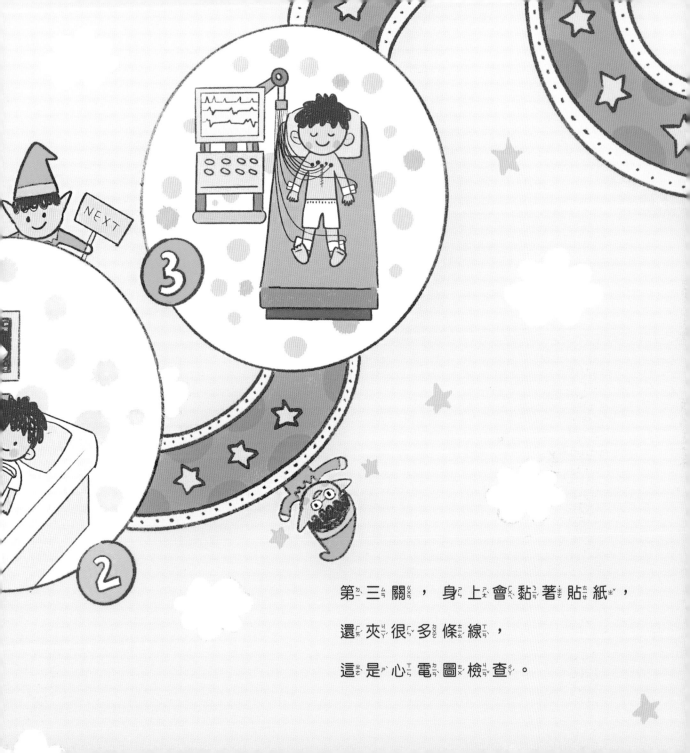

第ㄉㄞˋ三ㄙㄢ關ㄍㄨㄢ，　身ㄕㄣ上ㄕㄤˋ會ㄏㄨㄟˋ黏ㄋㄧㄢˊ著ㄓㄜ˙貼ㄊㄧㄝ紙ㄓˇ，

還ㄏㄞˊ夾ㄐㄧㄚˊ很ㄏㄣˇ多ㄉㄨㄛ條ㄊㄧㄠˊ線ㄒㄧㄢˋ，

這ㄓㄜˋ是ㄕˋ心ㄒㄧㄣ電ㄉㄧㄢˋ圖ㄊㄨˊ檢ㄐㄧㄢˇ查ㄔㄚˊ。

闖關完成！

來到診間，醫師阿伯笑咪咪地對我說：
「柏宇最近好嗎？」

家人會跟醫師阿伯聊天，
說說我最近發生的事。

通常檢查完他會跟我說：
「很棒喔， 我們下次再見。」

可是……
他今天說的話不一樣……

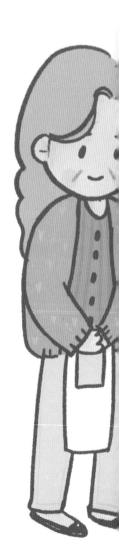

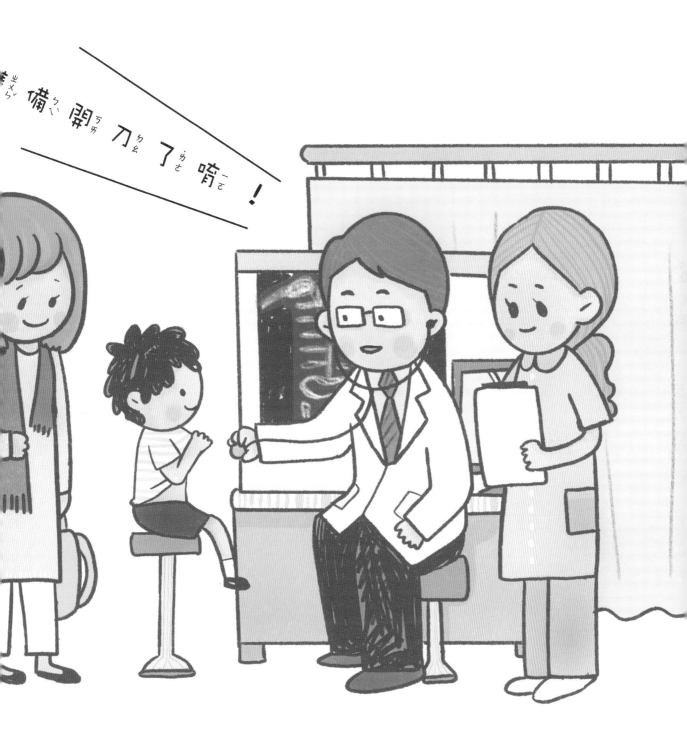

開ㄎㄞ 心ㄒㄧㄣ ？

住ㄓㄨˋ 院ㄩㄢˋ ？

『開ㄎㄞ 刀ㄉㄠ 是ㄕˋ 什ㄕ 麼ㄇㄜ˙ ？』

『會ㄏㄨㄟˋ 不ㄅㄨˊ 會ㄏㄨㄟˋ 很ㄏㄣˇ 可ㄎㄜˇ 怕ㄆㄚˋ ？』 我ㄨㄛˇ 在ㄗㄞˋ 心ㄒㄧㄣ 裡ㄌㄧˇ 想ㄒㄧㄤˇ 。

16

矯正ㄐㄧㄠˇㄓㄥˋ？

開刀ㄎㄞㄉㄠ？

我ㄨㄛˇ坐ㄗㄨㄛˋ在ㄗㄞˋ椅ㄧˇ子ㄗ上ㄕㄤˋ扭ㄋㄧㄡˇ來ㄌㄞˊ扭ㄋㄧㄡˇ去ㄑㄩˋ，
聽ㄊㄧㄥ家ㄐㄧㄚ人ㄖㄣˊ向ㄒㄧㄤˋ醫ㄧ師ㄕ阿ㄚ伯ㄅㄛˊ詢ㄒㄩㄣˊ問ㄨㄣˋ開ㄎㄞ刀ㄉㄠ的ㄉㄜˊ問ㄨㄣˋ題ㄊㄧˊ。
我ㄨㄛˇ有ㄧㄡˇ看ㄎㄢˋ過ㄍㄨㄛˋ小ㄒㄧㄠˇ BABY 的ㄉㄜ我ㄨㄛˇ在ㄗㄞˋ醫ㄧ院ㄩㄢˋ時ㄕˊ的ㄉㄜ相ㄒㄧㄤˋ片ㄆㄧㄢˋ，
家ㄐㄧㄚ人ㄖㄣˊ也ㄧㄝˇ曾ㄘㄥˊ指ㄓˇ著ㄓㄜ我ㄨㄛˇ胸ㄒㄩㄥ口ㄎㄡˇ長ㄔㄤˊ長ㄔㄤˊ的ㄉㄜ疤ㄅㄚ，
說ㄕㄨㄛ我ㄨㄛˇ小ㄒㄧㄠˇ時ㄕˊ候ㄏㄡˋ做ㄗㄨㄛˋ過ㄍㄨㄛˋ手ㄕㄡˇ術ㄕㄨˋ， 我ㄨㄛˇ很ㄏㄣˇ勇ㄩㄥˇ敢ㄍㄢˇ！

17

做完檢查後， 家人偶爾會帶我去一些地方走走，
像在獎勵我的勇敢。
我去過動物園、 兒童樂園， 和有恐龍的博物館。

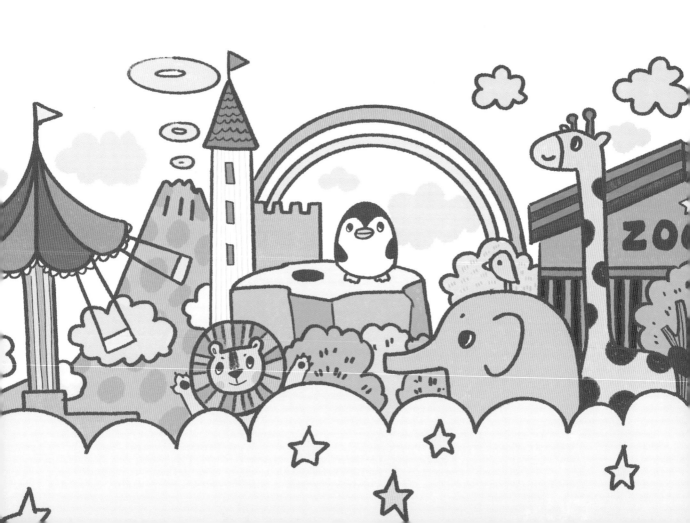

有時我們還會住在麥當勞叔叔家！

每次回醫院檢查都像是出去玩，好開心。

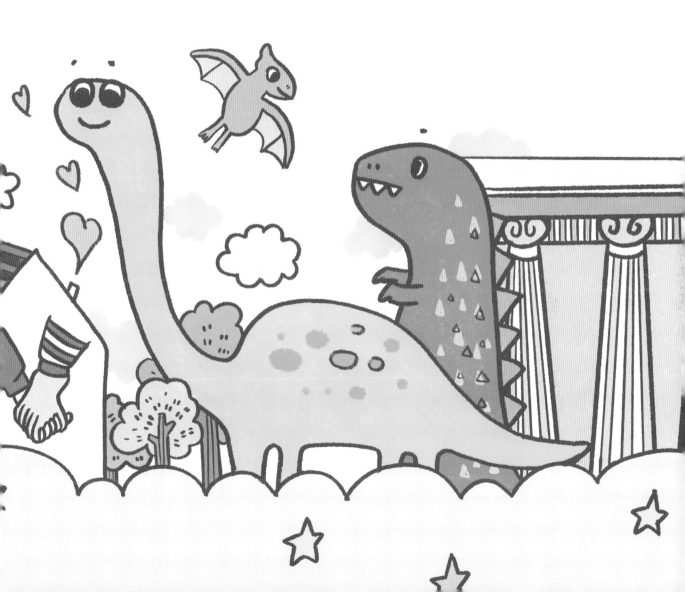

可是這次從醫院回來後，我變得 怪怪 的，

阿嬤送我到學校我就大哭，老師要我做什麼，
我也不想乖乖聽話。

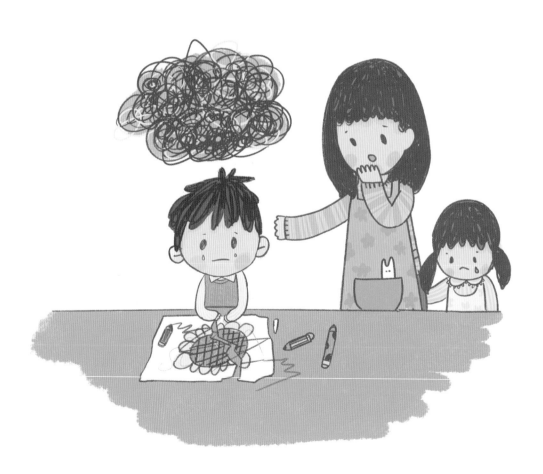

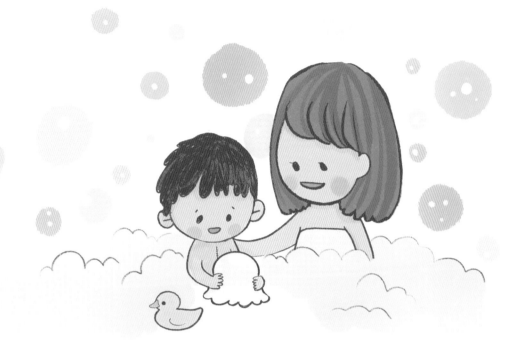

有一天，我問媽媽：

「開刀會痛嗎？」

媽媽問我，我擔心什麼呢？

她說她在生我的時候有開過刀，還告訴我，

我的好朋友「小星星」，最近去開刀了……

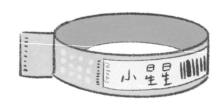

第一天，護理師給她一個寫著「小星星」名字的手環，接著打針、照 X 光、心電圖。

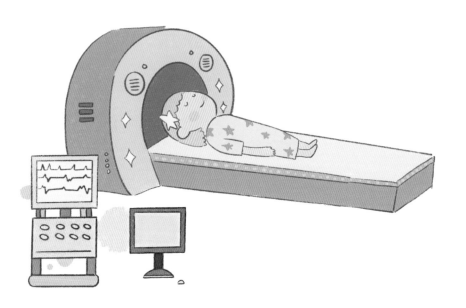

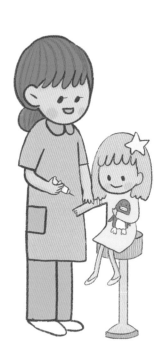

第二天，會做電腦斷層檢查，能更清楚心臟的狀況。還會洗消毒水澡。

「可是，我真的不想要打針！」

手術當天，家人會陪小星星進手術房麻醉，

麻醉後會睡著，這時醫師阿伯會進來手術，

像變魔術一樣，睡起來心臟就修好了喔！

同時間，家人會在手術等候室，為小星星祝福。

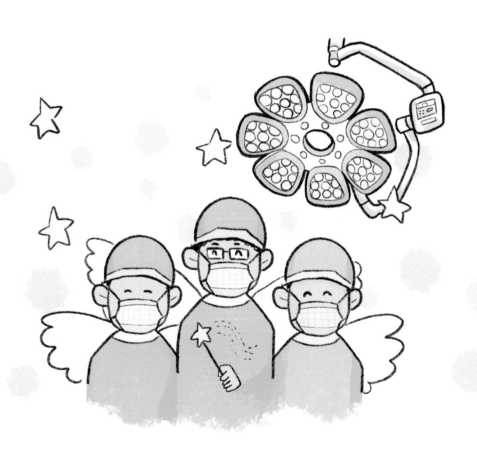

手術完成後，

小星星會到「外科加護病房」。

照片中的小星星身上有好多條線，

「好奇怪喔？那是什麼？」

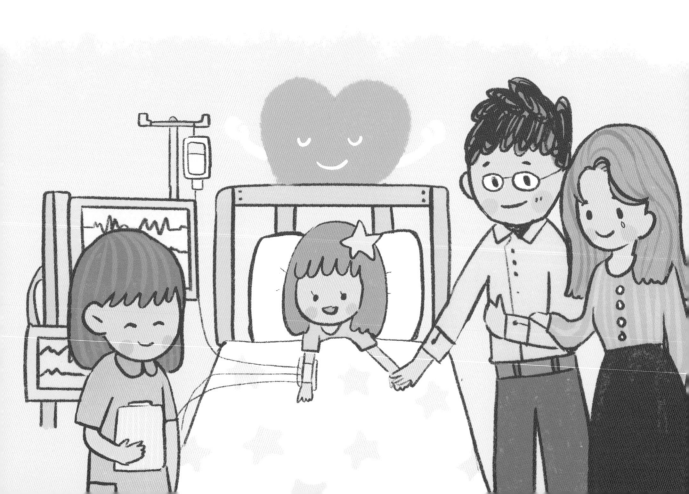

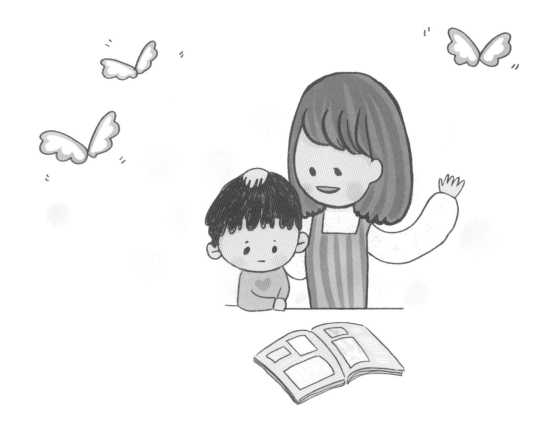

「這些東西有點滴、引流管、中央靜脈導管，觀察心跳、呼吸的機器。」

「管線在身上可能會有不舒服或疼痛感，不過治療都是為了讓你好起來，感覺痛痛的時候，就說

『痛痛飛走』的咒語吧。」媽媽說。

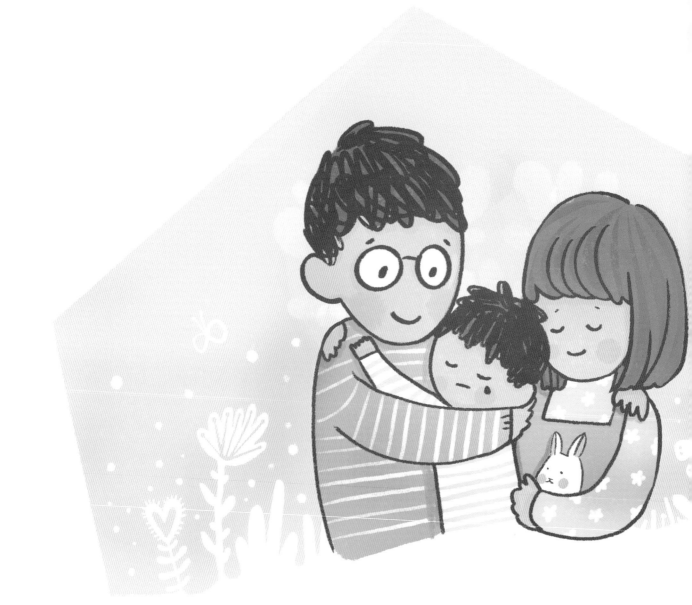

「剛手術完需要好好休息， 加護病房裡會有許多醫師、 護理師照顧你， 爸爸媽媽不能一直陪你在身邊， 晚上睡覺也是喔。 」

『ㄟˊ， 我不要自己睡覺！ ！ ！ ！ 』

「你可以帶最愛的小兔子娃娃陪你，想我們的時候可以跟小兔子娃娃說話。 」

「等恢復狀況良好， 就能轉到普通病房，由家人照顧， 康復回家！ 」

雖然我還是很害怕，

也還搞不清楚開刀，

但是……

開刀是為了把心臟修好，

讓心臟變得更強壯有力，

這樣我才可以繼續上學、

跟同學玩遊戲，

和親愛的家人快樂生活。

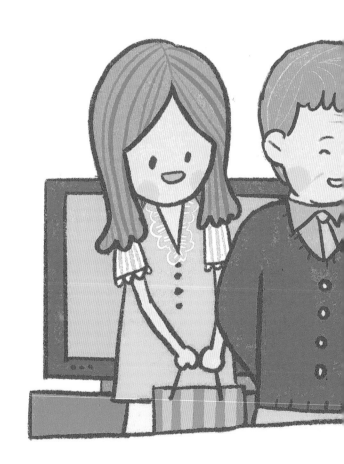

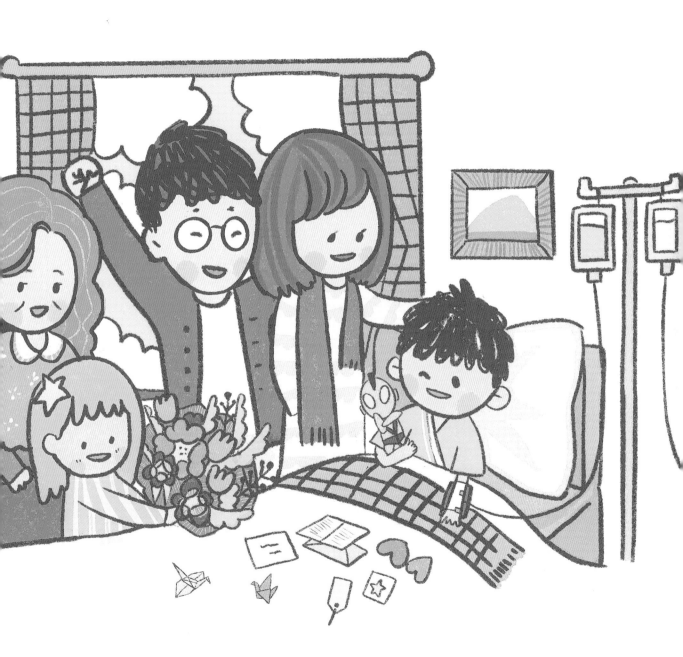

這裡有專業的醫師、護理師。

有陪伴我的小兔子。

有我愛的爸爸媽媽、 阿公阿嬤、 叔叔阿姨伯伯、

姑姑舅舅....好多好多人幫我加油。

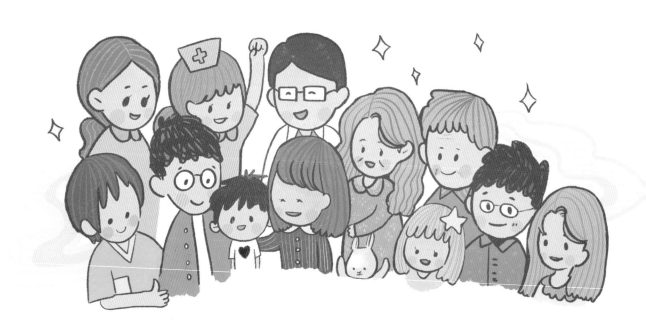

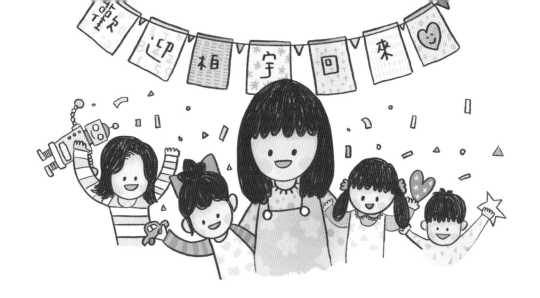

醒來後， 我就能再看到他們了， 我最愛的家人們。

醒來後， 我就能再去幼兒園，

跟我愛的周老師說早安， 跟小彤彤、

好多好多小朋友一起玩。

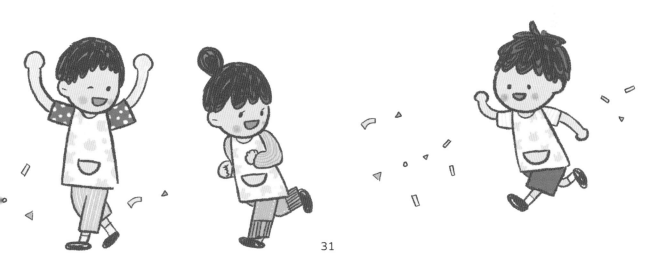

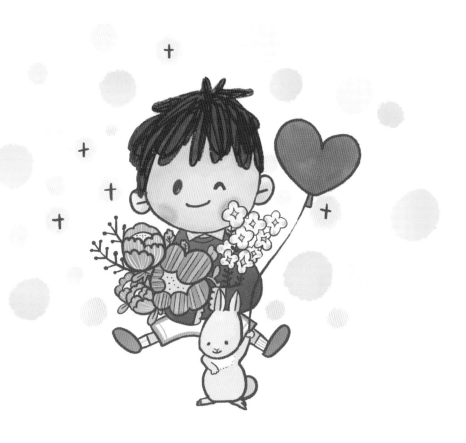

我ㄨㄛˇ會ㄏㄨㄟˋ繼ㄐㄧˋ續ㄒㄩˋ開ㄎㄞ心ㄒㄧㄣ的ㄉㄜ˙生ㄕㄥ活ㄏㄨㄛˊ， 健ㄐㄧㄢˋ康ㄎㄤ平ㄆㄧㄥˊ安ㄢ的ㄉㄜ˙長ㄓㄤˇ大ㄉㄚˋ。

謝ㄒㄧㄝˋ謝ㄒㄧㄝˋ醫ㄧ師ㄕ阿ㄚ伯ㄅㄛˊ、 護ㄏㄨˋ理ㄌㄧˇ師ㄕ， 親ㄑㄧㄣ愛ㄞˋ的ㄉㄜ˙家ㄐㄧㄚ人ㄖㄣˊ。

謝ㄒㄧㄝˋ謝ㄒㄧㄝˋ你ㄋㄧˇ們ㄇㄣˊ， 我ㄨㄛˇ愛ㄞˋ的ㄉㄜ˙以ㄧˇ及ㄐㄧˊ愛ㄞˋ我ㄨㄛˇ的ㄉㄜ˙人ㄖㄣˊ。

作 者 的 話 ————————————

文字作者 / 鄧郁琳（朵拉）彰師大婚姻與家族治療所　　　FB：BabySong 小天使的地球生活

主角柏宇是個有先天性心臟病的孩子。故事從平凡的校園生活開始，延伸到回診的日常，轉折在某天醫師說要開刀了……繪本也就此而生。

孩子雖然語彙不夠，但他們很敏感也很能察言觀色，面對治療也會有許多情緒及感受，柏宇在診間當下保持沈默，但能從大人的討論或非語言訊息中察覺氣氛有所不同。後來柏宇有惡夢、哭鬧，小孩可能以不同方式來反映心理的不安，藉由母親及「小星星」分享開刀經驗作為見證來增進信心，引導孩子獨自面對不安時能如何自我安撫。最後從小星星轉變成柏宇手術順利在普通病房的畫面，刻畫的是當家屬簽下手術同意書的那一刻，期盼的只是手術會成功順利，孩子會醒來，會平安健康地與我們繼續生活下去。柏宇的自我語言是鼓勵自己，也在支持家庭保持希望。

孩子能平安健康長大是每個父母簡單渺小的心願，但仍有不可避免需要到醫院檢查或是進行治療的時候。雖然此故事的主角為先天性心臟病，期盼透過繪本能協助家長引導孩子：瞭解自身的健康狀況、說明需要接受檢查治療的原因、可能的流程，促進孩子表達感受並自我接納，以及不安時如何自我安撫。家長也能從中獲得心理上的支持，面對治療的信心。

醫生透過開心手術救了小孩，也拯救我們一家人的心。感謝一路走來的貴人、這裡是台灣。有很好的醫療水平、健保制度、社會福利減輕醫療費用，也有基金會提供遠地就醫。

我很感激走到這裡，他是我們生命中最好的禮物。感謝推手拍媽、繪師 Connine 以及心臟病兒童基金會的協助，故事才能以此風貌誕生！

推手、發行人 / 趙彩卉（拍媽）、陳建豪（拍爸）

拍拍是我們第一個寶寶，從診斷到治療過程經歷了許多風雨，期間我們得到很多前輩的幫助。在台灣，先心兒有許多醫療及社福資源一起幫助家長們，卻沒有合適的繪本來幫助家庭讓孩子們放心面對即將來臨的事情。曾有家長向我們諮詢如何與孩子溝通手術，要了幾張拍拍手術後在加護病房的照片，但孩子看到反而嚇壞了。因此，我們期待藉由此繪本的出版，能夠幫助更多需要面臨醫療處置的父母與家庭，溝通與學習成長。

繪師 / 林姿伶（Connie）

在面對現實的考驗，與接受上帝的恩典過程中，總會有些掙扎與無力。很開心能參與這次的繪本創作，也讓我有能力可以給予、用藝術創作來分享療癒與愛。我們希望讓柏宇可以成為先心兒的勇氣小天使，帶給每個先心兒家庭，或是經歷治療的孩童暖暖的希望。

暖心推薦 ──────────────────

霖媽是我任教的研究所學生，一面學習做家族治療，一面要照顧病兒。她沒有因為這多重壓力而放棄自己學習上的興趣，反而更堅毅地以專業訓練的成就護持家人。這本繪本不僅鼓舞有相同處境的台灣家庭，也記錄一位母親對台灣醫界以及愛的信心！

郭麗安 / 台灣輔導與諮商學會理事長

身體有病痛是人生的必然，但面對小孩需要「開心」，應是讓全家人都緊張的不開心！這本書可以讓爸爸媽媽跟家人與小朋友一起瞭解手術的過程，不僅可以紓緩小朋友的緊張，也讓大人有機會可以跟小朋友談談這個過程，讓大家的緊張可以成為重新連結與支持的力量！

趙淑珠 / 國立彰化師範大學輔導與諮商學系 婚姻與家族治療碩士班 教授

即便先天性心臟病的治療已有豐富的經驗和良好的治癒率，但開心手術對家庭仍是難以坦然面對的重大挑戰。作者以一個母親愛孩子的心，親身養育、陪伴孩子手術的經歷，把這份愛用繪本傳達，來支持面臨相同困境的父母和家庭，是一本值得用【心】去讀的繪本。

王主科 / 中華民國心臟病兒童基金會執行長
台大小兒心臟科主任、資深小兒心臟科主治醫師

作者以家長立場，從心臟病童角度介紹檢查、手術、恢復過程和應注意事項，以及如何撫慰開刀前孩童的不安心情，給予信心鼓勵，是介紹先天性心臟病淺顯易懂的繪本，值得推薦。

吳俊明 / 台灣兒童心臟學會理事長、成大醫院小兒心臟科主任

絕 大部分的先天心臟病小孩，都可以和其他小孩無異，請不要放棄他（她）們，他（她）們只是需要多一點關愛而已。

施景中 / 台大婦產科產房主任、台大醫學院副教授

我 從事兒童心臟疾病治療超過 40 年，在台灣市面上尚未看過針對介紹兒童心臟病相關檢查及治療的繪本，藉由生動可愛的圖畫、活潑有趣的敘述方式，家長可向孩子說明治療的複雜情境，引領孩子進入即將面臨手術的心境，說出心中的害怕和焦慮，有助於彼此的心情調適。

陳銘仁 / 中華民國心臟病兒童基金會副執行長
馬偕兒童醫院兒童心臟科資深主治醫師

常 有家長詢問心臟病童出生後會怎樣？孩子是否一定要手術？我回答：「就和外面候診的小孩一樣。」大部分的小孩開完可以恢復正常，雖然手術不是魔法，在術後恢復與養育需要耐心，但我們看著許多小病人長大成人，除了傷口外根本不知道是心臟病開刀。其實未來比父母想的更好，相信「開心」後的生命精彩可期。

黃書健 / 台大兒童醫院小兒心臟及重症加護主治醫師
台大外科教授心臟外科主治醫師

國家圖書館出版品預行編目(CIP)資料

我要開心喔/朵拉作；Connie插圖. -- 初版. --
臺中市：白象文化事業有限公司, 2021.08
面；　公分
ISBN 978-626-7018-05-7（精裝）

1.小兒科 2.先天性心臟病 3.繪本

417.53　　　　　　　　　　　110010430

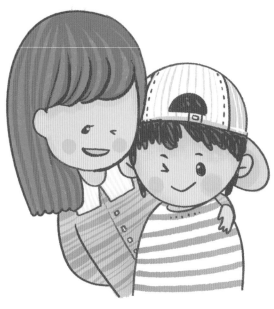

「謝謝你來當我的寶貝。」

我要開心喔

作　　者	鄧郁琳	發 行 人	張輝潭	初版一刷	2021年8月
校　　對	鄧郁琳	出版發行	白象文化事業有限公司	定　　價	280元
專案主編	張輝潭		402台中市大里區科技路1號8樓之2（台中軟體園區）		
插　　畫	林姿伶		出版專線：（04）2496-5995　傳真：（04）2496-9901	缺頁或破損請寄回更換
特約設計	林姿伶		401台中市東區和平街228巷44號（經銷部）	版權歸作者所有
出版經紀	徐錦淳		購書專線：（04）2220-8589　傳真：（04）2220-8505	版權洽談：鄧郁琳
企劃贊助	趙彩卉、陳建豪	印　　刷	基盛印刷工場		

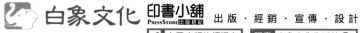

白象文化　www.ElephantWhite.com.tw
印書小舖 PressStore 出版新紀　出版・經銷・宣傳・設計
f 自費出版的領導者　購書 白象文化生活館